KORPORATION DER KAUFMANNSCHAFT VON BERLIN

HANDELS-HOCHSCHULE BERLIN

Die Mission der Teerfarben-Industrie

Festrede zur Eröffnung des sechsten Studienjahres der Handels-Hochschule Berlin am 28. Oktober 1911

von

Prof. Dr. A. Binz

Rektor der Handels-Hochschule

Berlin 1912

Druck und Verlag von Georg Reimer

Das Thema des heutigen Tages ist nicht ohne innere Beziehung zum Handels-Hochschulgedanken. Ihm zufolge wird nicht nur die utilitaristische Ausbildung des jungen Kaufmanns erstrebt, sondern zugleich eine ideale in Ansehung der Kulturmission, die er zu erfüllen hat. Eine Mission kann man definieren als etwas Transzendentales, von den Sternen Kommendes, von Menschen nicht Gewolltes, und es soll nachgewiesen werden, das gerade diejenige unter unseren Industrien, die man in erster Linie unter dem Gesichtspunkt des geschäftlichen Erfolges zu betrachten geneigt sein könnte, die Teerfarbenindustrie, in hohem Maße eine solche Mission erfüllt hat.

Die Teerfarbenindustrie ist jetzt über ein halbes Jahrhundert alt und hat im wesentlichen die Ersetzung natürlicher Farbstoffe des Pflanzen- und Tierreichs durch künstliche aus dem Teer gewonnene zum Gegenstand. Was hierin erreicht worden ist, kennzeichnet sich rein äußerlich durch die alljährlich gezahlten hohen Dividenden. Und wenn man sich gar als Fachmann in die Leistungen dieser Industrie vertieft, so wird man überwältigt durch die Fülle genialen Schaffens. Auf dem ungeheuren Gebiet der Textilindustrie dominieren die Teerfarben. Es wird kaum ein Strang Baumwolle, Wolle oder Seide auf der Welt versponnen, der, abgesehen von der relativ geringen Menge weißer Ware, nicht zur Aufnahme von Teerfarben bestimmt wäre.

Der Werdegang der Teerfarbenindustrie ist mit den berühmtesten chemischen Namen verknüpft. Diese verliehen ihr den Stempel der Wissenschaftlichkeit, und daraus ergaben sich die so oft und mit Recht gepriesenen schönen und großen

Eigenheiten gerade dieser Industrie: eine jeder Empirie überlegene Durchdringung und Beherrschung des Stoffes; eine Vergeistigung des an sich rein gewerblichen Schaffens, die für die gesamte Industrie vorbildlich geworden ist.

Die Teerfarbenindustrie ist dadurch ein bedeutsamer Kulturfaktor geworden. Aber dennoch — wenn man ihre geschäftlichen Ziele betrachtet, so mischt sich ein Gefühl der Unbefriedigung zu allem berechtigten Stolze. Denn stets handelt es sich um technische Erfolge, die an und für sich nicht als unentbehrlich gelten können, da man auch vor Aufkommen der Teerfarben vortrefflich zu drucken und zu färben verstand. Jene Erfolge wiegen im Verhältnis um so weniger, als der wissenschaftliche und technische Apparat, mit dem sie errungen wurden, zu den erhabensten Erzeugnissen des menschlichen Geistes überhaupt gehört. Die Synthesen, auf die sich die Teerfarbenindustrie gründet, stehen auf derselben Höhe wie die Differential- und Integralrechnung von Leibniz, wie das System von Kopernikus, wie die großen Erfindungen auf dem Gebiete des Dampfes und der Elektrizität. Aber während diese Leistungen weltumwälzende waren und ganz neue Epochen erschlossen haben, deuten die Verfahren zur Fabrikation und Anwendung der Teerfarben auf keine derartigen Höhen. Ihnen bleibt insofern „ein Erdenrest, zu tragen peinlich“, als es sich schließlich immer nur um die koloristischen Gewerbe handelt.

Es ist das Schicksal nicht nur vieler Menschen, sondern auch vieler menschlicher Schöpfungen, daß ihr höchster Wert unbeachtet bleibt, während uns die Reklame des Tages ihre kleineren Vorzüge eindringlich vor Augen führt. Ähnliches findet man auch in der Teerfarbenindustrie; denn tatsächlich hat sie etwas vollbracht, was dem großen Publikum fast unbekannt ist, von dem man aber schon jetzt mit Sicherheit sagen kann, daß es in monumentaler Größe bestehen bleiben wird, wenn die rein textilchemischen Erfolge für spätere Geschlechter als Pünktchen am kulturhistorischen Horizont verschwinden werden.

Diese gewaltige Wirkung der Teerfarbenindustrie liegt auf einem Gebiete, das mit technischen und kaufmännischen

Zielen ursprünglich gar nichts zu tun hat, nämlich auf dem der Erkennung und Bekämpfung unserer furchtbarsten Feinde, der pathogenen Mikroorganismen, der Erreger von Tuberkulose, Cholera und anderen Seuchen.

Als ihre Ursache vermutet man schon seit vielen Jahrzehnten kleinste Lebewesen, Parasiten mikroskopischer Art. Man wußte aber nichts Bestimmtes darüber und kannte weder ihre Arten noch ihre Lebensbedingungen, weil es nicht gelang, sie mit Sicherheit mikroskopisch zu fassen. Es lag das daran, daß sie farblos sind und sich in dem Gemisch physiologischer Stoffe, die der Arzt unterm Mikroskop zu sehen bekommt, nicht abheben.

Da zeigte im Jahre 1871 und in den folgenden Jahren Professor Carl Weigert in Leipzig in einer Reihe von wissenschaftlichen Arbeiten[1]), daß viele Mikroorganismen deutlich sichtbar werden, wenn man den betreffenden anatomischen Präparaten ein wenig Anilinfarbstofflösung hinzusetzt und dann mit Alkohol nachwäscht. Unter diesen Umständen färbt sich zwar anfangs die gesamte untersuchte Masse; durch die Wirkung des Alkohols aber wird der Farbstoff aus den Gewebeteilen, Schleimmassen und sonstigen Organsubstanzen, in welche die Bakterien eingebettet sind, weggespült, während die Bakterien ihn festhalten und darum intensiv gefärbt auf hellem Grunde hervortreten. Die Bakterien haben also, wie man sich auszudrücken pflegt, Verwandtschaft zu Anilinfarben, ähnlich wie Wolle oder Seide, denen die Bakteriensubstanz oder ein Teil derselben offenbar chemisch analog ist.

Die neue Methode der Sichtbarmachung von Bakterien wurde von den verschiedensten Seiten aufgegriffen, und besonders von den Anatomen zum Studium tuberkulöser Organe verwandt, weil man gerade an der Entdeckung des Ursprungs der Tuberkulose wegen ihrer weiten Verbreitung das größte Interesse hatte. Die Untersuchungen waren indessen zunächst

[1]) Weigert, Gesammelte Abhandlungen. Unter Mitwirkung von L. Edinger und P. Ehrlich herausgegeben von R. Rieder. Berlin 1906. Bd. I, S. 71.

erfolglos; die Anilinfarben zeigten nichts. Es konnte das entweder daran liegen, daß die Theorie von der bakteriologischen Basis der Tuberkulose falsch war — wie viele mit Bestimmtheit behaupteten — oder aber die Ursache des Mißerfolges lag an der Methode des Färbens. Es kommt nämlich beim Färben von Bakterien ebenso wie bei dem von Textilstoffen sehr darauf an, in welcher Weise und mit welchen anderen Chemikalien zusammen man die Anilinfarben anwendet.

Es gelang im Jahre 1882 Robert Koch, den richtigen Weg zu finden. Durch eine an und für sich geringfügige Änderung des Färbeverfahrens, nämlich durch gleichzeitige Anwendung von Methylenblau und Alkali und darauf folgende Zugabe von Bismarckbraun, vermochte er bei tuberkulösen Organen und Ausscheidungen immer ein und denselben Bazillus nachzuweisen, den er deshalb mit Bestimmtheit als den Krankheitserreger bezeichnen konnte, weil bei seiner Züchtung im reinen Zustande und der Übertragung auf Tiere diese stets tuberkulös wurden. Dieses Züchten und Übertragen der Reinkultur sind wesentliche Teile des Kochschen Verfahrens. Es soll darauf nicht eingegangen werden, es interessiert uns hier nur, daß die Anilinfarben zum Erfolge unbedingt notwendig waren, wie Koch selber ausgesprochen hat.

Auch hätten nicht etwa die alten, natürlichen Farbstoffe zum Ziele führen können. Sie fixieren sich im Gegensatz zu den Anilinfarben nicht mit der Leichtigkeit, wie es gerade für die Tinktion von Bakterien notwendig ist.

Die Methoden des Färbens, Züchtens und Übertragens von Bakterien zeitigten nun die großartige Entwicklung des bakteriologischen Gebietes, die zurzeit noch in vollem Gange ist. Man entdeckte die Erreger von Milzbrand, Cholera, Ruhr, Pest, Genickstarre, Pneumonie, Tetanus, Influenza, Rotz, Diphtherie, des afrikanischen Rückfallfiebers, der Schlafkrankheit, des Ulcus molle; also ein gewaltiges, vorher ganz dunkles Gebiet war wie durch Zauberwerk erschlossen. Wie sehr das alles von den Anilinfarben abhängt, geht hervor aus der Bezeichnung Spirochaeta pallida, die blasse Spirochaete. Dieses Lebewesen entzog sich deshalb so lange Zeit der Entdeckung, weil seine Verwandtschaft zu Anilinfarben nur eine geringe ist; die Färbung bleibt darum im besten Falle eine blasse, und erst im Jahre 1905 hatte der junge Zoologe Schaudinn das Glück und das Geschick, dasjenige Färbeverfahren zu finden, welches in diesem so besonders wichtigen Falle zum Ziele führt. Die Entdeckung der Bakterien steht und fällt also mit der Anwendbarkeit der Anilinfarben. Sie sind wie Scheinwerfer im Dunkeln, und wenn uns aus einem Lehrbuch der Infektionskrankheiten die Bilder der unheimlichen kleinen Lebewesen in Form von Stäbchen, Spiralen und Pünktchen in allen Farben entgegenleuchten, so ersieht man daraus, daß mit den Teerfarben noch viel wichtigeres getan werden kann als das Färben von Teppichen, Strümpfen, Tuchen und Blusen, obgleich die Öffentlichkeit nur hiervon zu erfahren pflegt.

Es dürfte hinlänglich bekannt sein, daß der Wert der bakteriologischen Forschungen nicht etwa nur ein theoretischer ist, aber dennoch soll hier an zwei prägnanten Beispielen ihre eminent praktische Bedeutung vorgeführt werden.

Bevor der Cholerabazillus entdeckt war, stand man dieser Seuche hilflos gegenüber, weil man ins Blaue hinein desinfizierte. Man durchräucherte Gepäck und Kleider der Reisenden, ohne zu wissen, daß die Bakterien im Darme der Erkrankten wuchern und von da in die Wasserläufte gelangen. Erst als man bewußt an diesen beiden Stellen ansetzte, war man in der Lage, die Seuche zu bannen. So gelang die bewundernswürdige Leistung, die 1892 auf dem Seeweg nach Hamburg eingeschleppte Cholera auf diese Stadt zu beschränken.

Ein zweites prägnantes Beispiel ist die Bekämpfung der afrikanischen Schlafkrankheit. Man fand, daß deren Erreger nicht im Darm, sondern im Blute der Patienten wuchert, und schloß daraus, daß er auch von den Stechmücken aufgenommen und auf gesunde Menschen übertragen wird. Der Kampf gegen die Schlafkrankheit muß also bei den Stechmücken einsetzen — eine Maßregel, die ohne den bakteriologischen Wegweiser ganz unauffindbar gewesen wäre.

Von der ursächlichen Rolle, welche die Teerfarbenindustrie bei alledem spielt, hört man in dieser Industrie eigentlich nie etwas. In keinem von ihren zahlreichen Prospekten und Veröffentlichungen, die besonders bei dieser Industrie ebenso ausgedehnt wie gewissenhaft abgefaßt und gehaltvoll sind, ist von etwas anderem die Rede als von den unmittelbaren textilchemischen Zwecken. Um so merkwürdiger ist es, daß die Mission der Teerfarbenindustrie im Kampf gegen die Seuchen mit der Sichtbarmachung der Bakterien keineswegs erschöpft ist. Sie ist vielmehr berufen, auch die Heilmittel gegen die Bakterien zu liefern — Heilmittel von einer solchen Eigenart, daß hier chemisch eine ganz neue Industrie und medizinisch höchst bedeutungsvolle Therapien in der Entwicklung begriffen sind, die man als Serumtherapie und als Chemotherapie bezeichnet.

Auch diese Entwicklung vollzog sich fast wie vom Schicksal geschoben und ohne, daß die Teerfarbenindustrie sich derartige Ziele gestellt hätte.

Der Name Serumtherapie sagt eigentlich wenig aus. Er rührt daher, daß die Reaktion, auf die es hierbei ankommt, im Blutserum vor sich geht, d. h. in der an und für sich farblosen Blutflüssigkeit, welche die Trägerin der roten Blutkörperchen ist. Spritzt man unter die Haut von Tieren, zweckmäßig von Pferden, Gift von Diphtheriebakterien, das sogenannte Diphtherietoxin, in anfangs kleinen, allmählich steigenden und darum für das Tier unschädlichen Mengen, so bildet sich im Blutserum eine große Menge Antitoxin, ein Gegengift, welches das Toxin vollkommen unschädlich macht und darüber hinaus auch noch größere Toxinmengen zu entgiften imstande ist. Man kann also, indem man derartige Pferde zu Ader läßt, ein Gegengift, ein Heilmittel gegen Diphtherie, gewinnen. Es ist das die bekannte Entdeckung von v. Behring.

Behring war Militärarzt in Posen. Er erregte durch eine wissenschaftliche Publikation die Aufmerksamkeit des Bonner Pharmakologen Professor C. Binz und wurde auf dessen Antrag im Jahre 1887 nach Bonn versetzt. Im dortigen pharmakologischen Institut[1]) bekam Behring die ihm bis

---

[1]) Vergl. hierüber und über die Serumtherapie das demnächst

dahin fehlende ausreichende Gelegenheit zum wissenschaftlichen Arbeiten. Er begann seine Forschungen über die Immunität gegen Infektionskrankheiten, insbesondere gegen Diphtherie, und beendete sie nach einigen Jahren im Koch schen Institut in Berlin. Somit fehlte es Behring nicht an wissenschaftlichen Hilfsmitteln. Im übrigen aber kam die Entdeckung seines Diphtherieserums zu einer sehr ungünstigen Zeit, weil kurz vorher die Koch sche Tuberkulinbehandlung eine teilweise große Enttäuschung gebracht hatte. Die Tuberkulintherapie ist zwar bakteriologisch etwas anderes als Behrings Serumtherapie, aber geschäftlich konnte man das eine unter dem Gesichtspunkt des anderen sehen und dem Gedanken der Fabrikation eines neuen Heilmittels berechtigtes Mißtrauen entgegenbringen.

In der Geschichte der Erfindungen findet man immer wieder diesen kritischen Punkt, wo eine große Geistestat in Gefahr ist, unbeachtet zu bleiben — manchmal auf viele Menschenalter hinaus. Diese blinde Schicksalsmacht hätte auch diesmal ihr Unwesen treiben können, wenn nicht eine Firma eingegriffen hätte, die der Sache an und für sich ganz ferne stand, die Farbwerke vorm. Meister, Lucius & Brüning in Höchst a. M. Daß es dieser Firma mit ihrem Jahresgewinn von vielen Millionen Mark nicht darauf ankam, eine große Summe zur Schaffung einer bakteriologischen Abteilung, zum Ankauf von Pferden, zur Einstellung von Bakteriologen und Chemikern zu opfern, ist nicht zu verwundern. Wohl aber verdient der Mut Bewunderung, mit dem man ein höchst prekäres bakteriologisches Verfahren zum Gegenstand einer chemischen Fabrikation machte. Man muß bedenken, was es heißt, einen neuen Artikel aufzunehmen mit Diphtheriebazillen als Rohmaterial. Denn diese müssen das Toxin liefern, ohne dieses entsteht kein Antitoxin. Man muß sich ferner vorstellen, daß es eine Fahrt ins Unbekannte war. Um eine chemische Ware zu verschicken, muß man ihre Wirkung, ihren

---

bei A. Hirschwald, Berlin, erscheinende Buch v. Behrings „Einführung in die Lehre von der Bekämpfung der Infektionskrankheiten“.

Reingehalt, ihre Haltbarkeit genau kennen und dafür garantieren können. Inwieweit das möglich war, davon wußte man gar nichts, da das Diphtherieantitoxin zu einer ganz neuen Art von physiologischen Produkten gehörte, deren warenkundliche Eigenschaften erst noch zu erforschen waren und zwar nach Methoden, bei denen sich das rein Chemische in komplizierter Weise mit dem Pharmakologischen und Klinischen mischt — und all das mit der Wahrscheinlichkeit, daß man ebenso wie beim Tuberkulin einen Mißerfolg erleben werde.

Die traditionelle Eigenart der Farbenindustrie, auch bei bestem Geschäftsgang nie im alten Geleise zu bleiben, sondern große Teile des Gewinnes zur Erschließung neuer Bahnen zu verwenden, bewährte sich wie in anderen Fällen so auch in diesem. Die Fabrikation der Farbwerke vorm. Meister, Lucius & Brüning hatte nicht nur volles Gelingen, sie ergoß sich vielmehr wie ein befruchtender Strom in die deutsche Industrie hinein und ließ durch ihr Beispiel eine ganze Reihe von „Serumwerken" entstehen, deren Produkte schon lange nicht mehr dem Kampf gegen die Diphtherie allein gelten, sondern zugleich auch einer ganzen Reihe anderer Erkrankungen.

Die Aufgabe, dieser Industrie zum endgültigen Durchbruch zu verhelfen, hätte die Kräfte eines einzelnen Mannes überstiegen. Es war darum nicht v. Behring allein, der die Führung übernahm, sondern vor allem auch Professor Ehrlich in Frankfurt a. M., und gerade für diesen Forscher ist es charakteristisch, daß er nicht nur Mediziner und Bakteriologe, sondern mit seinem ganzen schöpferischen Denken auch Farbstoffchemiker ist. Eine seltene Vereinigung ganz verschiedener Disziplinen in einem Kopfe. Auf diese Weise fügte er zur Serumtherapie die Chemotherapie und fand ihr bis jetzt bedeutungsvollstes Produkt, das Salvarsan.

Mit derartigen Bezeichnungen chemischer Produkte hat es eine eigentümliche Bewandnis. Das Publikum, insbesondere der Arzt, braucht die Phantasienamen, weil die exakten chemischen Namen unbequem sind. Jeder Arzt kann „Pyramidon" verschreiben, nicht jeder aber findet sich mit „Dimethylamidophenyldimethylpyrazolon" ab. Aus diesem Grunde sind den Fabrikanten die Phantasienamen als Wortschutz sehr willkommen. In Wirklichkeit aber sind die chemischen Namen vorzuziehen, weil sie etwas aussagen. Es sind Kunstwerke der wissenschaftlichen Sprache. Sie erzählen eine Geschichte. Wenn man das Salvarsan so nennt, wie es eigentlich heißen soll: Dioxydiamidoarsenobenzol, so liegt darin die ganze Beziehung dieses wunderbaren Mittels zur Farbenindustrie ausgedrückt. Das hängt folgendermaßen zusammen. Das Grundprinzip der Farbstoffdarstellung besteht darin, daß man drei Arten von Atomgruppen vereinigt: Erstens die farbbringende, „chromophore" Atomgruppe, welche von verschiedener Art sein kann; zweitens die Atome des an sich farblosen Benzols, das als Trägerin des Chromophors dienen muß, da letzteres allein unwirksam wäre. So entsteht eine gefärbte Substanz, z. B. ein Gelb. Nun wird drittens von der charakteristischen Eigenschaft des Benzols Gebrauch gemacht, sich in schier unerschöpflicher Weise durch Anhängung neuer Atomgruppen ändern zu lassen. Jede Änderung entspricht bei Beibehaltung eines und desselben Chromophors einem neuen Farbstoff.

Dieses ganze Verfahren adoptierte Ehrlich mit dem einen Unterschiede, daß er an Stelle der chromophoren, farbbringenden Gruppe eine toxophore, also giftbringende, setzte. Als solche wählte er das Arsen in bestimmter Bindung mit andern Elementen. Er stellte das Arsenobenzol her. Gerade so nun, sagte er sich, wie man bei der Farbenfabrikation durch Variation des Benzolkomplexes neue Farbnuancen gewinnt, muß man auch mit Hilfe des Arsenobenzols neue Nuancen der Giftigkeit erzielen können und zwar der Giftigkeit in ganz besonderem Sinne. Es gibt nämlich erfahrungsgemäß Stoffe, die sowohl für Mikroorganismen als auch für die Menschen giftig sind: Karbolsäure, Chlorkalk, Sublimat. Solche braucht man zur äußeren Desinfektion. Andere dagegen sind nur für gewisse Mikroorganismen giftig, nicht für die Menschen: Chinin bei der Malariaamöbe, Diphtherieantitoxin, Quecksilber, Jodkalium bei anderen Erkrankungen. Solche braucht man zur inneren Desinfektion, d. h. zum Einnehmen oder Einspritzen, also zur Heilung. Wenn man nun beim Arsenobenzol alle die vielen abändernden Atomgruppen einführt, die man nach Analogie der Farbenfabrikation einführen kann, so hat man Aussicht, die verschiedensten Nuancen der Giftigkeit anzutreffen und darunter vielleicht auch eine solche, die zufällig auf die Spirochaeta pallida wirkt, nicht aber auf den Menschen. Es frägt sich natürlich, wie lange es dauert, bis man aus der Unzahl möglicher Kombinationen, die die Wandelbarkeit des Benzolkernes bietet, die richtige herausgefunden hat.

Der Weg, den E h r l i c h beschreiten mußte, war also, wie daraus schon hervorgeht, unendlich mühselig. Er mußte von einer Atomkombination zur anderen fortschreiten, und zu der Schwierigkeit der chemischen Synthese gesellte sich in jedem Falle noch die des Experimentes am Tiere und schließlich am erkrankten Menschen. Schließlich gelang der große Wurf: indem zwei Amidogruppen und zwei Oxygruppen dem Arsenobenzol einverleibt, also zum Aufbau eines Dioxydiamidoarsenobenzol verwendet wurden, ergab sich die gewünschte chemotherapeutische Wirkung. Chemotherapie bedeutet also nicht etwa mit Chemikalien heilen — das wäre kein neuer und eigenartiger Begriff — sondern das Wort sagt aus, daß die Atomgruppen solange kombiniert werden, bis das gewünschte innere Desinfektionsmittel gefunden ist. E h r l i c h nennt es chemisch zielen. „Es handelt sich also hier sozusagen um Zauberkugeln, die nur auf den körperfremden Schädling gerichtet sind, den Organismus selbst und seine Zellen aber nicht tangieren"[1]).

Es ist nicht abzusehen, was uns die Chemotherapie noch bringen wird, denn die Kombinationsmöglichkeiten sind ebenso unerschöpflich wie diejenigen der Farbenindustrie. Diese hat die Fabrikation des neuen Mittels in die Hand genommen, und aus inneren und äußeren Gründen wird man die ganze gewaltige farbtechnische Erfahrung und das chemische Raffinement, welche in der Farbenindustrie aufgehäuft sind, auf das Gebiet der Seuchenbekämpfung übertragen können.

---

[1]) P. E h r l i c h, Berichte der Deutschen chemischen Gesellschaft **42**, 21 (1909).

Daß etwas derartiges einst möglich sein werde, ahnten die Chemiker nicht, die vor stark einem Menschenalter die Industrie der Teerfarben begründeten. Für sie galt das Heinesche Wort: Was er webt, das weiß kein Weber. Darin liegt nicht etwa eine Verneinung. Es liegt darin vielmehr, daß die Folgen einer jeden ernsthaften Arbeit unabsehbar sind. Das ist es auch, was uns in dieser Hochschule und besonders den Studierenden vorschweben muß, die am Handels-Hochschulgedanken mitwirken. Denn nichts Schöneres kann uns in unseren Arbeitsjahren bescheert werden, als am Anfang einer neuen Entwicklung zu stehen und uns dafür einsetzen zu dürfen, daß sie in der Geschichte der Menschheit mit Ehren genannt werde.

FSC
www.fsc.org
MIX
Papier | Fördert gute Waldnutzung
FSC® C083411

Zeitfracht Medien GmbH
Ferdinand-Jühlke-Straße 7
99095 Erfurt, Deutschland
produktsicherheit@kolibri360.de